DES CAUSES

DE

LA BLENNORRHAGIE

SON MICROBE, SON TRAITEMENT

PAR

Edme GENGLAIRE

LAURÉAT DE L'ACADÉMIE DES SCIENCES

Prix : **1** franc.

PARIS

IMPRIMERIE A. GAUTHERIN

131, rue de Vaugirard, 131

1895

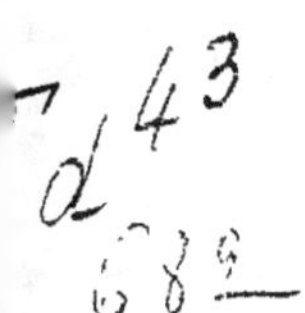

DES CAUSES

DE

LA BLENNORRHAGIE

SON MICROBE, SON TRAITEMENT

Toute inflammation de la muqueuse uréthrale chez l'homme et chez la femme et vaginale chez la femme peut amener un écoulement purulent, muqueux, infectieux presque toujours.

Lorsque l'infection décèle la présence de microbes pyogènes tels que staphylocoques et streptocoques mais non de gonocoques, l'antisepsie locale faite à l'aide d'injections au sublimé au vingt millième suffit à combattre les accidents inflammatoires.

Il est important pour le praticien comme pour le malade lui-même d'établir de façon certaine son diagnostic et c'est un procédé pratique, simple, que nous allons exposer, en y joignant quelques explications au sujet du microbe de l'uréthrite blennorrhagique, le gonocoque de Neisser.

Dans le pus d'un écoulement blennorrhagique étalé, desséché, puis coloré par les procédés simples de coloration, on voit très facilement des microcoques libres dans le liquide, à la surface ou dans le protoplasma même des globules de pus et dans les cellules épithéliales desquammées.

Ces microcoques sont associés 2 à 2 ou par 4, formant souvent de petits amas ; leur diamètre est de 0 μ 4 à 0 μ 6 ; examinés à l'état frais ils semblent mobiles. On rencontre aussi le gonocoque dans les suppurations et les liquides inflammatoires, formés sous l'influence de la blennorrhagie : ophtalmie, arthrites, épididymite.

Le gonocoque ne se développe jamais dans la gélatine et cette remarque servira à nous le faire

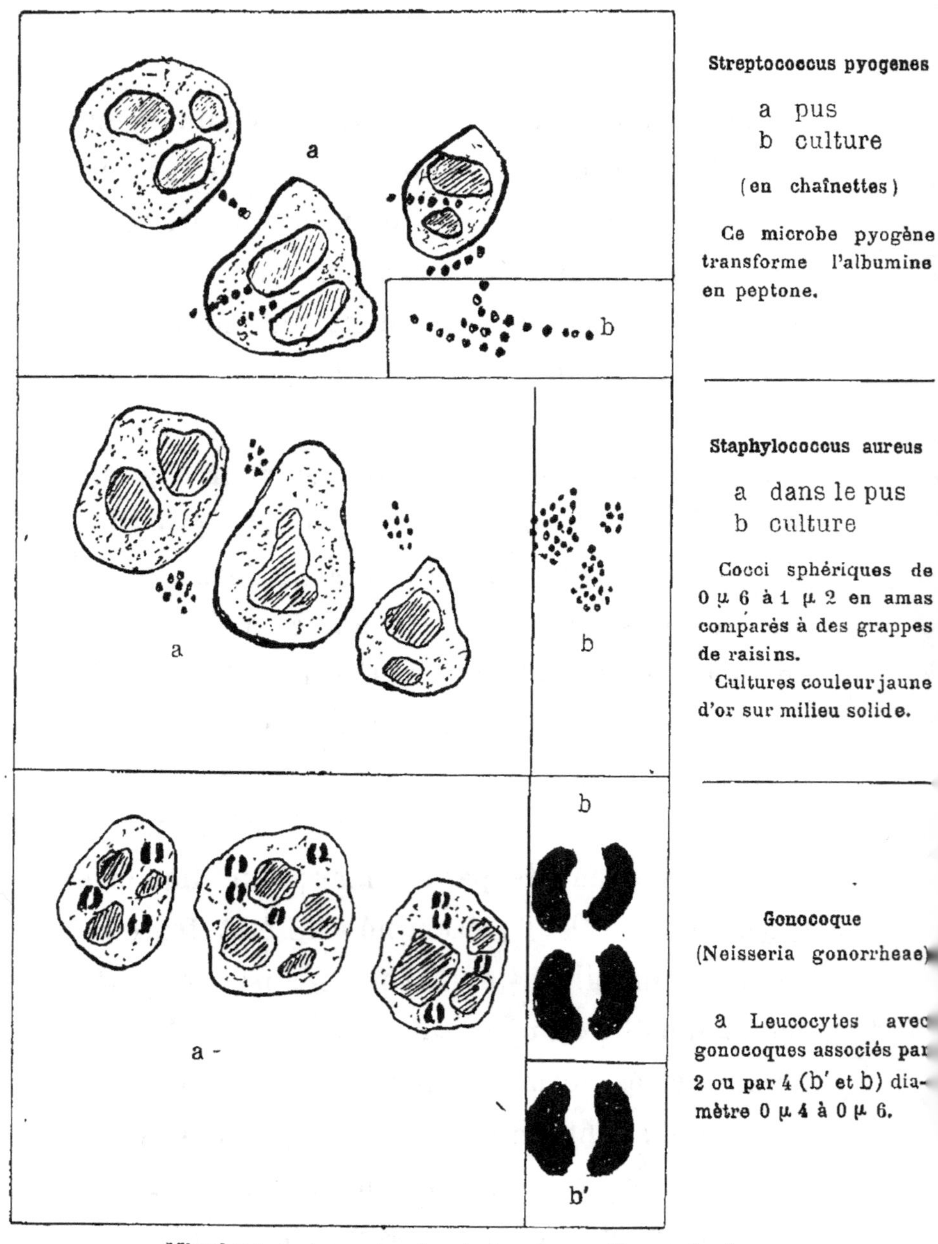

Streptococcus pyogenes

a pus
b culture

(en chaînettes)

Ce microbe pyogène transforme l'albumine en peptone.

Staphylococcus aureus

a dans le pus
b culture

Cocci sphériques de 0 µ 6 à 1 µ 2 en amas comparés à des grappes de raisins.

Cultures couleur jaune d'or sur milieu solide.

Gonocoque

(Neisseria gonorrheae)

a Leucocytes avec gonocoques associés par 2 ou par 4 (b′ et b) diamètre 0 µ 4 à 0 µ 6.

Microbes trouvés communément dans le pus blennorrhagique

différencier du streptocoque qui l'accompagne presque toujours et avec lequel il peut être confondu.

Il se colore facilement et se décolore rapidement.

On peut également le colorer avec la fucshine, le violet, voire même le Gram. Ceci à mon avis pourrait constituer la plus simple méthode d'observation, parce que dans les vingt-quatre heures la coloration disparaît ; alors qu'avec les streptocoques et les staphilocoques, elle persiste bien au delà.

Si on obtient, en conséquence avec le Gram une coloration et qu'elle ait disparu dans les vingt-quatre heures, on a eu affaire au gonocoque.

On sait que le réactif de Gram consiste dans l'emploi de la liqueur d'iode puis d'alcool.

Il est important de cultiver le pus pour obtenir des colonies de gonocoques que l'on examinera ensuite au microscope.

Dans un tube contenant de la gélose peptonisée (note 1) on dépose une goutte de sang humain et à l'aide d'une anse de platine, on dépose une goutte du pus suspect à la surface du sang. Le tube porté à l'étuve à 36° pendant vingt-quatre heures.

On obtient des colonies grisâtres, transparentes, offrant l'aspect de stries angulaires et parallèles.

Lors de la recherche du gonocoque se présente une remarque importante. Certains auteurs ont voulu généraliser la recherche du microbe de la chaudepisse et le retrouver dans le suintement purulent des yeux en cas d'ophtalmie spécifiée blennorrhagique, de même pour l'arthrite, etc...

Le plus souvent, le microbe pathogène ne se trouve point dans toutes les parties du foyer du pus.

D'une façon générale et méthodique, on est obligé de *recourir à la muqueuse uréthrale*, pour démontrer la spécificité du gonocoque.

En cas de goutte militaire, on doit tout d'abord enrayer l'état aigu. Pour cela, il y a deux moyens :

1° Instillation au nitrate d'argent. Le procédé est délicat et comporte quelques observations que je ne ferai pas ici ;

2° Un lavage sous pression avec la douche d'Esmarch au sublimé au vingt millième.

Même quand il n'y a pas de goutte, le premier jet d'urine matinal renferme un filament que l'on examine au microscope.

TRAITEMENT

DE

LA BLENNORRHAGIE

Il est bien établi que le point essentiel pour le traitement de la blennorrhagie est le diagnostic précis de l'affection observée. Nous devons ajouter que l'on rencontre souvent des pseudo-gonocoques. Voici la méthode de distinction.

Legrain colore la lamelle avec la solution d'Ehrlich, puis traite par le Lugol (Méthode de Gram-Roux). L'alcool, après la solution iodo-iodurée, décolore d'abord les cellules épithéliales, puis les noyaux des globules de pus ceux des cellules épithéliales, les gonocoques, et en dernier lieu, les saprophytes uréthraux. En ne laissant couler qu'une goutte d'alcool sur la lamelle, on laisse les bactéries seules colorées. On examine alors un point de la préparation, on le dessine au besoin, puis on fait passer un peu d'alcool entre la lame et la lamelle. S'il y a des gonocoques à l'endroit examiné, on les voit se décolorer et disparaître. Toutes ces explications sont nécessaires puisque l'on peut rencontrer avec le gonocoque le bacterium-coli commune, le staphylocoque blanc ou doré, le bacille de Koch même. Au point de vue clinique, le diagnostic est plus qu'intéressant, il est nécessaire.

Il a tant été dit sur le traitement de la blennorrhagie qu'il semblait que le sujet fût entièrement épuisé.

Les recherches de Bumm ont éclairé d'un nouveau jour cette question qui, il y a peu de mois encore, semblait insoluble.

Le Gonococcus pénétrant entre les cellules épithéliales détermine leur chute qui favorise ensuite la sortie des globules de pus.

La muqueuse ainsi privée de sa couche protectrice réagit et l'inflammation, souvent très intense, envahit plus ou moins le tissu conjonctif sous-muqueux et même le tissu érectile des corps spongieux.

Tous les antiseptiques connus jusqu'à ce jour
ont été expérimentés dans les affections uri-
naires : cystites, épididymites, orchites, uré-
thrites, etc., ont subi les assauts du phénol, de
l'aristol, de la résorcine, de l'ichthyol, des as-
tringents peu ou non antiseptiques, et..., ne
s'en portent pas plus mal. Cela tient à ce
qu'aucune règle bien précise n'a été mise en
pratique.

Le professeur Guyon a préconisé une méthode
de lavage au permanganate de potasse, emplis-
sant du même coup l'urèthre et la vessie et pen-
sant ainsi balayer jusqu'aux culs-de-sac précé-
dant ou suivant les rétrécissements.

Lefort a procédé par l'électrolyse linéaire. Pas
plus ces méthodes que celles des hôpitaux spé-
cialistes n'ont pu aboutir et, pour trancher dans
le vif, le professeur Bumm de Bâle conclut ainsi
qu'il suit, de façon indiscutable, expérimentée
longuement.

Combattez la période aiguë par le bicarbonate
de soude et les balsamiques, copahu, cubèbe et
diascordium et dès que l'inflammation de l'urè-

thre fait place à une sensation indolore à la miction, procédez comme il suit :

Faites uriner le malade, injectez sans précaution dans le canal de l'urèthre une injection d'eau bouillie tiède, puis une première injection de sublimé au vingt millième, une deuxième injection au sublimé au vingt millième en faisant croiser les jambes du patient assis sur le bord d'une chaise, c'est-à-dire en position telle que le liquide antiseptique ne puisse franchir la prostate et pénétrer dans la vessie. Cette opération sera renouvelée trois fois durant huit jours consécutifs.

Les précautions prises pour l'administration de l'injection ne sont telles que pour empêcher l'introduction dans la vessie de microbes tels que gonocoques, streptocoques qui peuvent amener par la suite épididymite, cystite, orchite, etc., en un mot tout le cortège des affections microbiennes consécutives de la chaudepisse.

Le type d'injection pratique peut être :

Liqueur de Van Swiclen . . .	10 grammes.
Eau de roses	100 —
Eau boriquée à 10 0/0	100 —
Laudanum de Rousseau. . . .	10 gouttes.

Je proposerai ici un autre moyen : l'introduction dans le canal de bougies Rochu au sublimé. Ce procédé nous a fort bien réussi et tous les médecins qui les ont utilisées s'en trouvent bien. Elles sont à base de cocaïne et de sublimé au quarante millième. Ce traitement joint aux lavages sous pression d'eau boriquée au titre de 30 pour 1.000 suffit dans tous les cas où il n'y a point de lésions de l'urèthre, de la prostate et de la vessie.

Il peut paraître extraordinaire de voir préconiser une méthode si simple pour guérir les blennorrhagiques. Le médecin s'estimera peut-être heureux de connaître les règles de spécification de la blennorrhagie et un traitement commode. Son rôle est simplifié mais non amoindri, puisque toutes les complications, et elles sont nombreuses, de l'affection qui nous occupe, réclament ses soins et n'ont de recours qu'à son expérience.

Edme GENGLAIRE
Lauréat de l'Académie des Sciences.

NOTES

---

1. — Le docteur Roux prépare sa gélatine nutritive de la façon suivante :

> 500 gr. macération de viande de bœuf désossé
> (100 gr. viande de bœuf pour 400 gr. eau distillée).
> 100 gr. gélatine alcalinisée.

Collez avec un blanc d'œuf et filtrez à chaud.

Pour stériliser ce bouillon, peptonisé par l'addition de dix grammes de peptone sèche, à chaud, il suffit de le chauffer à l'étuve de d'Arsonval durant trois jours consécutifs, six heures chaque fois, à 100 degrés.

Lorsqu'on emploie de la gélatine dure, on chauffe à 115 degrés.

C'est dans cette gélatine nutritive et alcaline que l'on ensemence le gonocoque à l'aide d'un fil de platine aseptisé.

Le séjour à l'étuve à la température de 37 degrés ne doit point être prolongé au-delà de quinze heures.

2. — J'ai obtenu des cultures parfaitement développées en plongeant des tubes ensemencés et hermétiquement fermés dans un bain d'huile maintenue à 37 degrés en chauffant à feu nu le bain d'huile plongé dans un milieu de sciure de bois légèrement humide. Ce procédé est plus économique et aussi pratique que celui des étuves, toujours d'un prix élevé.

3. — Pour avoir du sang pur, il est préférable de le puiser dans la veine médiane céphalique, branche externe de la veine médiane.

E. G.

DÉPOT

chez **M. ROCHU**, chimiste

133, rue du Cherche-Midi, 133

Laboratoire d'analyses bactériologiques

Imp. A Gautherin, 131, rue de Vaugirard. — Paris